CONTENTS

PREFACE

Eu, Danilo, estudo muito persuasão e resolvi trazer um livro onde possa aprender na prática e na teoria como usar cada um deles. Espero que gostem desse maravilhoso livro, ele aborda temas como insônia, hormônios neurais, Programação Neurolinguística, Gestos Ocultos e Persuasão.

INTRODUÇÃO

Mas afinal, oque é cromoterapia? É um estímulo usando luz que desencadeia certas emoções no nosso corpo.

Por exemplo, a luz traz um alívio que nossa ansiedade.

Deve ser por isso que o humano primitivo não sentia tanta ansiedade, pois viam muitas florestas verdes e isso gera um estímulo que inibi a ansiedade.

Por outro lado, a cor azul gera a ausência de tristeza. Pois a tristeza nada mais é que a ausência de serotonina, essa ausência causa procrastinação e a luz azul nos deixa alertas, por isso que quando é usado a luz azul na cromoterapia, nossa tristeza passa.

A luz verde alivia a ausência de dopamina, que é a causa da ansiedade e ligados nos nossos hormônios.

A luz vermelha refere-se ao chakra raiz, que significa os instintos mais primitivos do corpo humano a energia sexual. Ao usar a luz vermelha, ficamos excitados.

COMO RESOLVER A INSÔNIA?

Bem, nosso corpo produz a melatonina, mas para produzirmos a melatonina, precisa estar de noite. Perceba que tem cromoterapia até nisso? Então, um jeito bem simples de resolver isso é aumentando o hormônio do sono, mas como? Basta por uma lâmpada amarela no quarto e uma luz azul na sala. Quando estiver no quarto e usar a luz amarela, seu corpo envia um sinal para produzir melatonina e assim você tem uma excelente noite de sono.

COMO AUMENTAR OUTROS HORMÔNIOS.

Dopamina é o hormônio responsável por gerenciar o centro de recompensa do cérebro, mas como aumentar?
Aqui vão algumas dicas:

1. Ouvir música
1. comer uma dieta rica em proteínas.
2. exercícios.
3. ter uma boa noite de sono.
4. completar uma pequena tarefa.
5. meditar.
6. passar um tempo no sol.
7. comer chocolate.

Endorfina: A endorfina alivia a dor, reduz o estresse e aumenta a sensação de prazer e bem estar físico.

1. Exercício
2. Fazer sexo
3. Rir
4. Queimar óleos essenciais
5. Dançar
6. Ser criativo
7. Coma comida picante

8. Desabafar sobre situações estressantes

9. Comer chocolate amargo

10.   Beber vinho tinto.

Oxitocina conhecido como hormônio do amor, a oxitocina é responsável pelo sentimento caloroso/confusos que nos encorajam e nos encorajam nos relacionamento com os outros.

1. Acariciar um animal

2. Faça uma boa ação

3. Abraçar alguém

4. Falar com um ente querido pelo telefone

5. Passar o tempo com os amigos

6. Receber uma mensagem

7. Usar suplementos de vitamina C & D.

8. Consumir cafeína

9. Cantar

10.   Fazer yoga

Serotonina estabiliza o sono, melhora o humor, gerencia as emoções, apetite e digestão.

1. Exercícios de meditação/respiração.

2. Fazer yoga.

3. Passar um tempo na natureza

4. Ouvir ruído branco/ sons da natureza.

5. Passar o tempo ao Sol.

6. Tomar vitamina D

7. Sauna infravermelha.

8. Receber uma mensagem

9. Ir para uma caminhada

10.   Ouvir músicas fáceis de ouvir

11.   Pensar pensamentos positivos.

Digito terapia.

P ara fazer isso basta por o seu dedo em formato de pinça. E por por exemplo no dedo anelar (massageando entre a carne da unha e a unha), que corresponde ao chakra frontal. Ou seja, ele é equivalente a cromoterapia de luz azul.

Depois de pôr o seu dedo em formato de pinça e massagear seu dedo por 1-3 minutos, a tristeza passará.

No dedo mediano, corresponde ao chakra cardíaco, que faz passar o medo e a ansiedade (já que os dois andam lado a lado).

O dedo médio, corresponde ao chakra plexo solar que alivia a raiva.

O dedo indicador, corresponde ao chakra laríngeo que alivia a prisão de ventre.

O polegar corresponde ao chakra sacral que alivia o stress.

Agora que aprendeu como cuidar de si, vamos ao PNL.

PNL

1 - OLHAR PARA CIMA, À ESQUERDA: se a pessoa é destra, esse olhar significa que ela está tentando resgatar lembranças visuais na memória, de acordo com Paulo Sergio de Camargo. Segundo o especialista em cognição e linguagem João Oliveira, esse é um olhar muito comum em pessoas que têm memória visual aguçada. "Esse tipo de olhar é diretamente associado a quem está relatando um fato verídico", afirma. Se a pessoa for canhota, vale o oposto

2 - OLHAR PARA CIMA, À DIREITA: de acordo com o especialista em linguagem corporal Paulo Sergio de Camargo, se a pessoa é destra, esse olhar significa que ela está trabalhando com a imaginação. Ou seja, é possível que esteja formulando uma mentira ou pensando em algo que exija criatividade. "Ela pode estar imaginando uma cena que não presenciou realmente, mas dentro de um fato realmente presenciado, por exemplo", afirma o especialista em linguagem corporal João Oliveira. Se a pessoa for canhota, vale o oposto

3 - OLHAR PARA BAIXO, À DIREITA: para o especialista em linguagem corporal Paulo Sergio de Camargo, esse movimento revela que a pessoa está tentando recordar sentimentos associados ao que ela está dizendo. De acordo com o especialista em linguagem corporal João Oliveira, algumas pessoas têm uma relação muito forte com o corpo e relacionam, na memória, fatos

com sensações obtidas na ocasião. O movimento também pode estar associado à tristeza ou vergonha. Se a pessoa for canhota, vale o oposto

4 - OLHAR PARA BAIXO, À ESQUERDA: para o especialista em linguagem corporal Paulo Sergio de Camargo, esse movimento acontece quando a pessoa está em meio a um diálogo interior. "É um movimento associado a falar a verdade. Também pode estar relacionado à tristeza, vergonha ou até mesmo medo", diz o especialista João Oliveira. Se a pessoa for canhota, vale o oposto

5 - OLHAR PARA O LADO ESQUERDO: nos destros, esse olhar tende a ser uma tentativa de recordar sons antes de dizer algo, de acordo com Paulo Sergio de Camargo. Segundo o mestre em cognição e linguagem João Oliveira, esse tipo de olhar está associado a dizer a verdade. Se a pessoa for canhota, vale o oposto

6 - OLHAR PARA O LADO DIREITO: segundo João Oliveira, nos destros, esse olhar pode significar que a pessoa está criando uma fala, elaborando o que vai dizer usando a criatividade. Ou seja, pode estar começando a mentir. Se a pessoa for canhota, vale o oposto

7 - OLHAR PARA BAIXO: esse tipo de olhar é muito relacionado à tristeza, vergonha, ao medo ou à reflexão, tanto para pessoas destras quanto para as canhotas. Também pode significar submissão, modéstia ou aceitação. De acordo com especialista em linguagem corporal Ronaldo Antonio Cavalli, quando você está conversando com uma pessoa e ela olha para baixo, ela está falando consigo mesma. "Se perceber isso, pare de falar e espere a pessoa voltar, porque ela não está prestando atenção ao que você está dizendo", afirma. Nessa situação, pode ser que ela não concorde com o que você disse ou que suas palavras tenham feito com que ela se lembrasse de alguma sensação do passado

8 - OLHAR PARA CIMA: de acordo com o especialista em linguagem corporal João Oliveira, quando alguém olha para cima, pode estar tentando fugir de um conflito. "O olhar também pode significar que a pessoa está fazendo pouco caso de quem está

à sua frente. Verifique o movimento dos lábios nesse momento, pode aparecer um meio sorriso", afirma. Segundo ele, outra possibilidade é de que a pessoa esteja tentando se lembrar de algo com dificuldade

9- OLHAR FIXO: esse tipo de olhar pode ter diversos significados, dependendo de cada contexto. Uma pessoa com raiva irá olhar fixamente de frente para quem ela considera ser seu possível agressor. Ela também pode olhar fixamente em momentos de tensão e preocupação. Além disso, olhar assim para alguém também pode ser uma demonstração de interesse

10 - NÃO FIXAR O OLHAR: é uma tentativa de fuga para a maioria das pessoas e uma ação fortemente associada à mentira ou a um desinteresse pela conversa. De acordo com Ronaldo Antonio Cavalli, não fixar o olhar pode ser sinal de falta de honestidade ou de que a pessoa se sente pouco à vontade com o interlocutor. Se, ao fazer isso, a pessoa olhar para os lados, significa que ela se sente insegura ou com medo

11 - COÇAR OS OLHOS: segundo o psicólogo e mestre em cognição e linguagem João Oliveira, coçar os olhos quando alguém está falando pode ser sinal de que a pessoa está mentindo. Pode ser também que a pessoa não deseja ouvir o que está sendo dito

12- CERRAR OS OLHOS: o movimento é muito associado à raiva, principalmente quando o músculo entre as sobrancelhas se encolhe, segundo João Oliveira. De acordo com Ronaldo Cavalli, pode significar também tristeza e angústia

13 - ARREGALAR OS OLHOS: segundo o psicólogo João Oliveira, esse olhar pode significar espanto, surpresa ou medo. Para saber diferenciar qual das emoções é mais coerente, é preciso observar a tensão envolvida no movimento dos músculos da face. "Se os músculos estiverem tensos, significa medo. Se estiverem mais relaxados, espanto, surpresa", diz

14 - LEVANTAR AS DUAS SOBRANCELHAS: para o psicólogo João Oliveira, se esse movimento ocorrer enquanto não houver diálogo, ele está ligado à surpresa, ao espanto ou êxtase momentâneo. Já

se algo está sendo dito e o movimento pontua o final de alguma informação, pode ser que a pessoa esteja mentindo. "Lembre-se de que a pessoa pode estar emocionada ou nervosa por outra situação e, por isso, não é necessariamente uma comprovação da mentira", afirma ele

15 - LEVANTAR APENAS UMA SOBRANCELHA: segundo o especialista em linguagem corporal João Oliveira, quando o movimento se dá do lado direito do rosto (nos destros), está ocorrendo uma análise da situação que está acontecendo. "Pode ser dúvida, questionamento ou contrariedade ao conteúdo que está sendo ouvido", afirma. Já quando o movimento é do lado esquerdo, é sinal de que algo tocou de forma inconsciente os sentimentos desta pessoa. Quando a pessoa for canhota, vale o oposto

16 - FRANZIR AS DUAS SOBRANCELHAS: um olhar com as duas sobrancelhas franzidas costuma ser sinal de medo ou, mais frequentemente, raiva. "Uma provocação pode fazer com que este movimento apareça de forma rápida, o que significa que a pessoa está reagindo com antagonismo ao que está sendo dito", afirma. "Quando o músculo entre as sobrancelhas se junta, a cabeça também pende para frente e todo o corpo pode acompanhar este movimento, dando um sinal claro de que a raiva começa a se instalar nesta pessoa", diz João Oliveira

LINGUAGEM CORPORAL

1 - Mão na boca: que linguagem corporal é essa? Existem diversa variações relativas à linguagem corporal da boca coberta com as mãos.

A interpretação mais comum, quando alguém coloca a mão sobre a boca de forma discreta, é a de que ela tenta ocultar uma mentira.

Mas veja as demais versões desse gesto, nos itens seguintes, e descubra algumas sutilezas que poderá usar durante negociação com clientes.

2- Tapar a boca inteira com as duas mãos

É um gesto mais raro com negociadores experientes. É mais comum com crianças ou profissionais muito em início de carreira.

É um sinal escancarado de mentira

3- Só roçar a mão na boca

Neste caso, a linguagem corporal da boca levemente tocada pela mão também indica mentira. Mas a pessoa tenta disfarçar, inconscientemente, esse gesto. Por isso, não é tão claro quanto o anterior.

4- Linguagem corporal de punho cerrado sobre a boca

Pode significar duas coisas:

Guardar um segredo importante, evitar que ele sai de sua boca a qualquer custo.

Preparar uma argumentação para defender-se, caso descubram a mentira que acabou de falar.

5- Passar rapidamente com a mão pela boca e mudar para o nariz

Trata-se de uma dissimulação instantânea e inconsciente de quem é mais experiente e sabe o significado da linguagem corporal da boca coberta pelas mãos.

6- Linguagem corporal de coçar o olho

Aqui, o cérebro tenta fazer com que não enxerguem a mentira que a pessoa está contando, ou, por outro lado, ele está escondendo do próprio mentiroso que ele mente.

Veja uma ilustração das duas últimas situações:

7- Esfregar a pálpebra inferior

A pessoa que faz esse gesto está em dúvida sobre o que foi dito. Ela está descrente com as afirmações do outro.

8- Acariciar as sobrancelhas

Uma versão atenuada do gesto de "esconder a mentira" da vista dos outros.

Geralmente é uma "mentirinha", nada muito grave.

9- Mexer na orelha ou coçá-la

A mesma simbologia do olho, mas, neste caso, a pessoa não quer ouvir a própria mentira. Ele tenta tapar os ouvidos metaforicamente.

10- Ajeitar o colarinho

Gesto típico de quem está em uma situação constrangedora, em apuros.

Indica nervosismo.

11- Passar as mãos de cima para baixo pelos olhos, descendo pelo

nariz, depois boca e até o queixo

Parece que a pessoa quer lavar seu rosto, retirar dele algo que a incomoda.

É um gestual que indica extrema frustração.

12- Puxar os lábios com a ponta dos dedos

Esta linguagem corporal com a boca sendo "puxada" não se trata de mentira, mas de uma pessoa que está "sem palavras". Ela não encontra argumentos e procura desesperadamente o que dizer.

13- Dedos dentro da boca

Um gesto de certa forma infantil. Em alguns casos, a pessoa chega a roer as unhas.

Trata-se de uma reação à pressão. A pessoa busca proteção tentando voltar a uma situação de conforto infantil, como "chupar os dedos".

14- 3 ou 4 dedos paralelos na vertical "descansando" sobre a boca

A pessoa quer ficar quieta, não abrir a boca, mas não está conseguindo.

15- Mão fechada na bochecha com indicador para cima

Que faz esse gesto está avaliando a situação.

16- Mão aberta sobre a boca com polegar na bochecha

A pessoa ainda não começou a mentir, mas está disposta a enganar e distorcer os fatos, assim que achar conveniente.

17- Mão no queixo

Um gesto conhecido, tem até um emoji para isso: ?

A pessoa está tomando uma decisão.

18- Objeto na boca

Quando a pessoa coloca um objeto dentro da boca, com uma caneta, isso significa que ela está insegura sobre a conversa.

A linguagem corporal da boca com um objeto significa que a

pessoa está colocando uma barreira ao diálogo e quer ganhar tempo.

19- Morder o objeto

Nesse caso, a situação é tão desconfortável que está gerando estresse.

20- Apoiar a cabeça na mão

A pessoa está desanimada e desinteressada com a conversa.

21- Mão na testa

Principalmente quando ocorre como um gesto rápido, significa esquecimento ou decepção.

22- Cabeça para o lado

Quando o interlocutor inclina levemente a cabeça para um lado, isso demonstra interesse no diálogo.

23- Cabeça para cima

Um pouco voltada para o alto. Isso quer dizer que a pessoa está prestando atenção em cada palavra dita.

24- Linguagem corporal: cabeça voltada para baixo

Nesse caso, o olhar para baixo mostra desinteresse com a conversa.

25- E se a pessoa não tira as mãos dos bolsos?

Trata-se de uma maneira de esconder suas intenções, evitar se entregar por meio de uma linguagem corporal de mão na boca cita acima.

É mais usada por quem pretende mentir e enganar.

PERSUASÃO:

25. Se você trabalha em algum lugar de serviço ao cliente, coloque um espelho em algum lugar de frente para eles. Os clientes são muito menos propensos a ficar irracionalmente irritados quando eles podem se ver.

24. Se alguém responde apenas parcialmente à sua pergunta, não o interrompa, aguarde. É muito mais provável que você obtenha uma resposta completa sem dizer nada do que dizendo algo.

23. Depois de firmar sua posição em uma negociação, se você ainda está falando algo, isso não estará a seu favor.

22. Se você quiser obter algo de alguém, tente falar como se fosse uma oferta em vez de um pedido.

21. Ao jogar qualquer esporte que alguém está se dando muito bem, basta perguntar-lhe sobre sua técnica. Isso tira o foco físico dessa pessoa e a fará raciocinar e avaliar. O que isso pode fazer? Bem, isso a fará pensar sobre o que ela está fazendo... E pode estragar tudo.

20. Quando você encontrar pessoas tente perceber a cor dos seus olhos enquanto você sorri para elas. Você não tem que dizer nada sobre isso, mas é uma boa maneira de ter a certeza de que você realmente estará olhando nos olhos delas para conversar.

19. Como diz a sabedoria convencional, seu próprio nome é o som mais doce do mundo para você. Se você se lembra do nome de uma pessoa, você fará com que ela se sinta muito especial.

18. Mascar chiclete, quando possível, enquanto você está fazendo coisas estressantes, de alguma forma, faz seu cérebro se acalmar.

17. Se você convence alguém a fazer algo simples para você, a pessoa fica mais propensa a fazer algo mais complexo depois. Essa técnica é chamada de "compromisso gradual" ou "pé-na-porta".

Nota: nós não defendemos o ato de se aproveitar das pessoas. 16. Se você trabalha no varejo e fica com raiva de clientes insatisfeitos, você está apenas mordendo a isca. Responda com bondade e a situação será difusa, caso contrário eles vão continuar a agir da pior forma possível.

15. Quando você está tentando aprender algo, ensine alguém sobre isso. Isso realmente faz com que a informação fixe em sua mente.

14. Se você parecer ansioso para ver as pessoas, elas provavelmente agirão da mesma forma. Talvez nem sempre, mas na maioria das vezes sim.

13. Não fale sobre outras pessoas pelas costas. No momento isso pode ser difícil quando todos os seus amigos estão fofocando, mas em longo prazo as

pessoas vão perceber que você não participa das fofocas e isso acrescentará pontos à sua confiança!

12. As pessoas não se lembrarão do que você disse. Eles vão se lembrar de como você as fez sentir. Portanto, não se preocupe se você achar que disse algo bobo. Se a essência geral da conversa for positiva, então é assim que será lembrado.

11. O assunto favorito da maioria das pessoas é sobre si mesmo. Se você não sabe o que falar, ou o silêncio for constrangedor, basta fazer-lhes perguntas.

10. É fácil julgar o caráter de alguém percebendo a maneira como tratam as pessoas que não podem fazer nada por elas.

9. Quando você vai a um primeiro encontro, torne-os emocionantes (montanhas-russas, sky-diving, etc.). O coração de seu acompanhante vai correr, a adrenalina vai fluir, e eles vão indiretamente associar a inundação de endorfinas com você. Na psicologia, isso é chamado de atribuição incorreta de excitação.

8. Expressão emocional causa emoção. Isso significa que se você se forçar a sorrir, seu humor realmente melhorará. Os psicólogos descobriram até mesmo

que as pessoas são mais felizes até quando lhes pedem para segurar pauzinhos entre os dentes.

7. Se alguém está fazendo piadas no grupo às suas custas, peça-lhes para repetir a piada várias vezes. Parece contra intuitivo, mas vai se tornar progressivamente menos engraçado e ninguém vai se lembrar.

6. Quando você está debatendo, não desista de sua posição e continue explicando seu argumento. Se você disser diretamente às pessoas no que você

acredita, elas provavelmente descartarão qualquer coisa que você disser sobre o assunto, porque elas já terão entendido suas justificativas (oh, ele é de direita). Se você não disser diretamente e deixar que isso permaneça um mistério, eles terão que prestar atenção em seus argumentos e realmente tentar entender sua opinião.

5. Especialmente com as crianças, molde as situações de uma forma que sempre lhes dá uma escolha e faz com que elas se sintam como se estivessem no controle. Por exemplo, "Você quer usar sua camisa vermelha ou sua camisa azul?". De qualquer maneira, eles sabem que é hora de colocar uma camisa.

4. Tente substituir palavras de preenchimento como "hmmm" com pausas curtas (para organizar seus pensamentos).

3. Ao pedir favores tente usar, como corte na frase, a palavra "porque". Os pesquisadores descobriram que não importa quão burra a razão, a palavra "porque" tem o potencial de curto-circuito no cérebro das pessoas e as faz pensar que aquilo deve ser aprovado, porque há uma razão.

Nota: isto é baseado realmente em um estudo famoso, de 1977, chamado "O Estudo da Máquina da Cópia" feito na Universidade de Harvard. Para resumir, um pesquisador iria eleger alguém que estivesse esperando na fila para usar a máquina de cópia. Eles, então, faziam uma de três perguntas: • • •

Versão 1 (somente solicitação): "Desculpe, eu tenho 5 páginas. Posso usar a máquina Xerox?" Versão 2 (pedido com uma razão real): "Desculpe-me, eu tenho 5 páginas. Posso usar a máquina de xerox, porque estou com pressa?" Versão 3 (pedido com uma razão falsa): "Desculpe-me, eu tenho 5 páginas. Posso usar a máquina xerox, porque tenho que fazer cópias?"

Embora versão 3 pareça um pouco sem sentido, os resultados foram os seguintes: • • •

Versão 1: 60% das pessoas deixaram-no passar na frente. Versão 2: 94% das pessoas deixaram-no passar na frente. Versão 3: 93% das pessoas deixaram-no passar na frente.

Parece que apenas usar a palavra "porque" e dar uma razão absurda, já é bastante eficaz. 2. Tente não criar expectativas quando você está entrando em alguma situação para evitar a decepção.

1. Fique em pé. Não só as pessoas verão você como mais confiante, mas você também irá realmente se sentir mais confiante.

Bônus: Como usar as habilidades de persuasão no seu dia a dia e trabalho, confira os abaixo.

Quando você tem outro compromisso TROQUE:
Maneira errada: Não posso ficar até mais tarde.

Maneira correta:Vou precisar sair ás...

Quando você foi avisado(a) por um erro que cometeu TROQUE:
Maneira errada: Nem havia percebido.

Maneira correta: Obrigado por me avisar.

Quando você quer ter certeza que a pessoa entendeu TROQUE:

Maneira errada: Isso faz sentido para você?

Maneira correta:Conte para mim as suas dúvidas.

Quando você quer fugir de uma conversa chata TROQUE:

Maneira errada: Ouvi entediada por mais de 40 minutos.

Maneira certa: Vamos discutir isso em outro momento.

Quando você quer que seja feito do seu jeito TROQUE:

Maneira errada: Vamos fazer desta forma.

Maneira correta: Seria melhor se fizessemos dessa forma.

Quando alguém agradece você TROQUE:

Maneira errada: Tudo bem/ De nada

Maneira correta: Fico feliz em ajudar.

Para mostrar que a sua agenda importa TROQUE:

Maneira errada: O que é melhor para você?

Maneira Correta: Você estará disponível em...?

Quando demora para fazer um atendimento TROQUE:

Maneira errada: Desculpe pelo atraso por...

Maneira correta: Obrigado pela paciência.

MUDRAS

Oque são Mudras

mudras são posições com a mão que fazem com.
Mudras são movimentos manuais únicos que quando sustentado com foc, podem estimular diretamente os processos de cura dentro do nosso corpo

que o nosso inconsciente controle as emoções fazendo assim sua oralidade melhorar.
mudras podem servir como canalizador de suas emoções trazendo maior conforto a fala. Cada órgão do seu corpo está conectado ás suas mãos(como foi visto no capítulo de digitoterapia).
Veja a seguir alguns mudras.

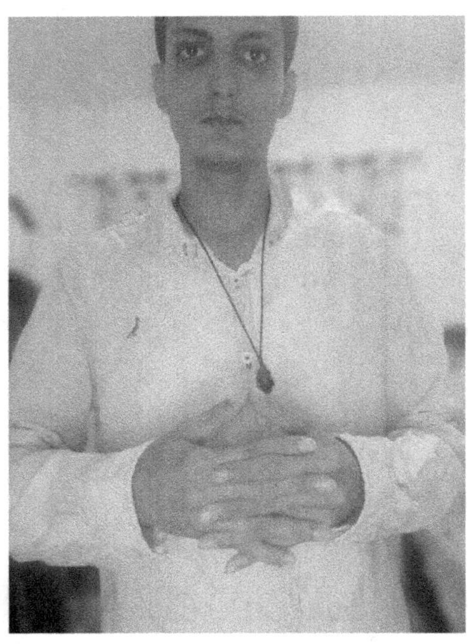

isso incluirá em você uma confiança inabalável. Bem como força interior e fé em um poder superior.

com isso sua autoconfiança aumentará, permitindo que você decida como viverá seu eu futuro.

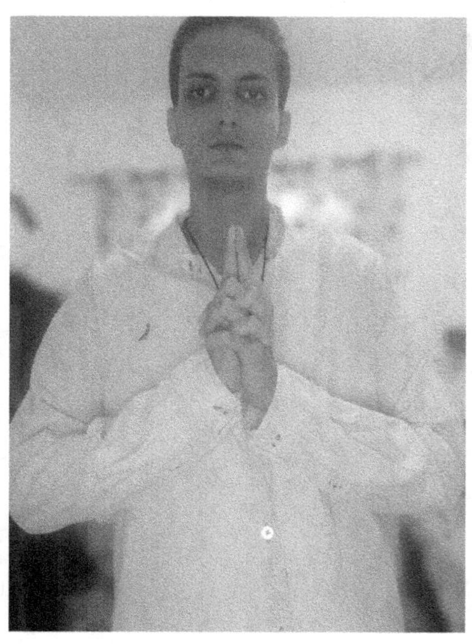

Será útil para se vibrar de alguma bagagem desnecessária no coração e dar-lhe forças para passar um dia difícil.

Promove otimismo no corpo equanto desobstrui os bloqueios dos canais.

Despertar mudra(Uttarabodhi)

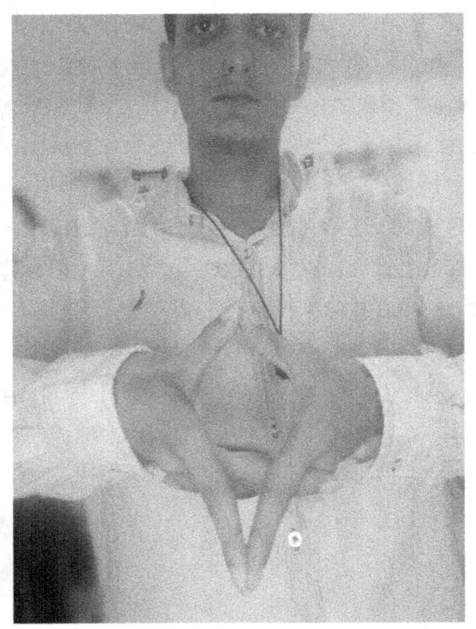

Seu sistema nervoso se acalmará e você terá mais controle sobre seus sentidos.

Ele ajuda a desenvolver a conscieência interior e a melhorar suas habilidades de comunicação para que você possa impressionar todos na sala.

Mudra da iluminação(yoni)

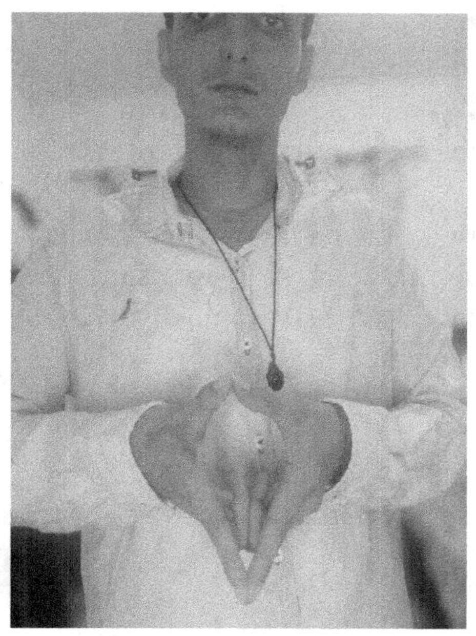

T em o poder de invocar a iluminação bem como uma maior percepção e consciência do espírito.

Isso pode ajudar você a superar seu medo e relaxar seu corpo e restaurar sua energia.

Mudra e iluminação(kalesvara)

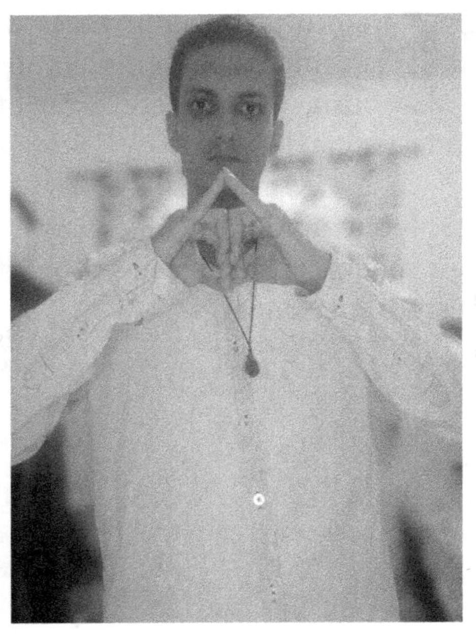

Isso vai desacelerar seus pensamentos e torná-lo mais consciente de comportamentos viciantes.

Melhora sua memória, limpa sua mente de pensamentos concorrentes e ajuda você a se concentrar.

COMO USAR OS MUDRAS

Para funcionar, basta posicionar suas mão no mudra que deseja e em seguida faça uma respiração froidiana que consiste em soltar todo ar pela boca, inspirar lentamente pelo nariz puxando como o diafragma/abdomen/barriga e soltar lentamente pela boca. Faça esse processo 10 vezes que o mudra começará a fazer efeito.

DO-IN(ACUPUNTURA SEM AGULHA).

Antes de começar, friccione uma mão na outra até obter uma boa temperatura. Isso ativa a circulação e energizar o contato.

Nos pontos recomendados para cada sintoma, pressione com o polegar ou o médio. Comprima cada ponto por um ou dois minutos, de acordo com cada sintoma e necessidade.

A pressão ideal é medida quando metade da unha fica branca, ou seja, não precisa fazer muita força, pois o Do-In não deve deixar marcas no corpo.

O que é Sedação e Tonificação:
O Do-In utiliza-se dos pontos tradicionais utilizados na acupuntura como referência para tratar o fluxo energético do organismo, recuperando o fluxo da energia onde esta esteja sofrendo bloqueios ou tenha algum tipo de desequilíbrio. É uma espécie de tratamento de primeiro socorro para certos males, pois que o próprio paciente pode aplicar-se, e logo depois procurar um profissional da área para investigar e sanar a causa do desequilíbrio. A técnica é simples, desde que seja corretamente aplicada em cada ponto, e consiste basicamente, no emprego de

dois tipos de toque:

Sedação - pressão contínua (para dor);
Tonificação - pressão alternada (para equilibrar o organismo).

Aqui alguns pontos de alívio:
(Não aplique o procedimento quando não tiver a certeza de que o ponto necessita da aplicação, ou quando, não soube a referência do mesmo).

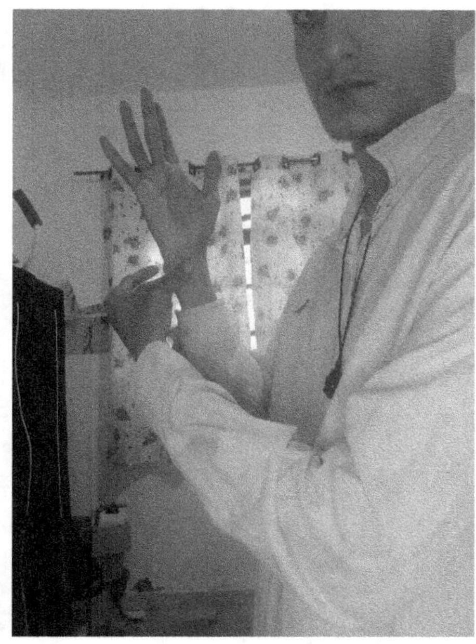

1.irritação e nervosismo.

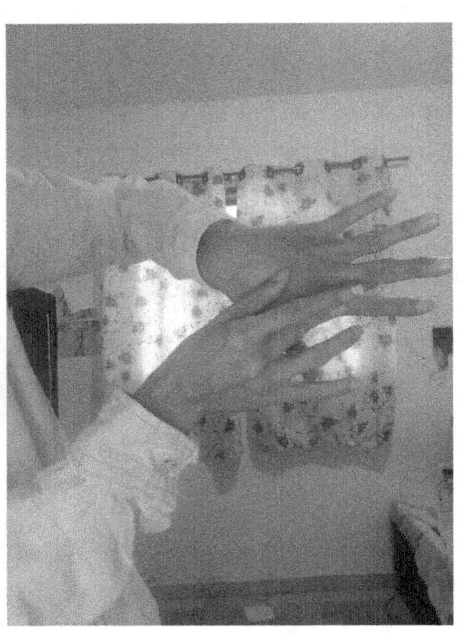

2. Prisão de ventre

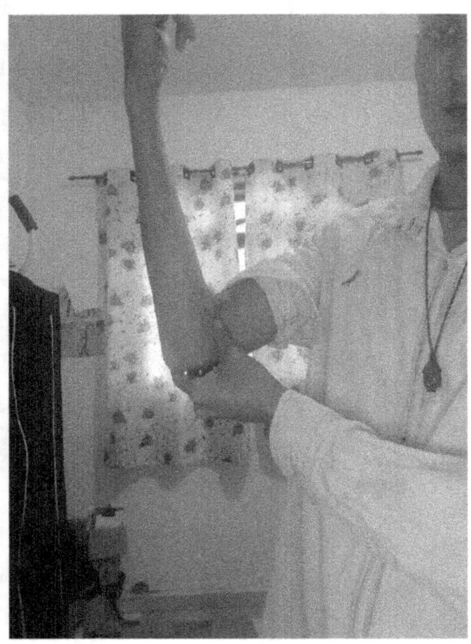

3. Cansaço

4. Medo e ansiedade

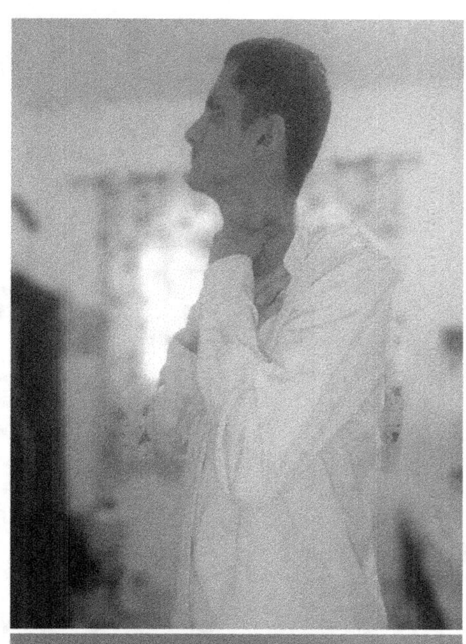

5. Enxaqueca

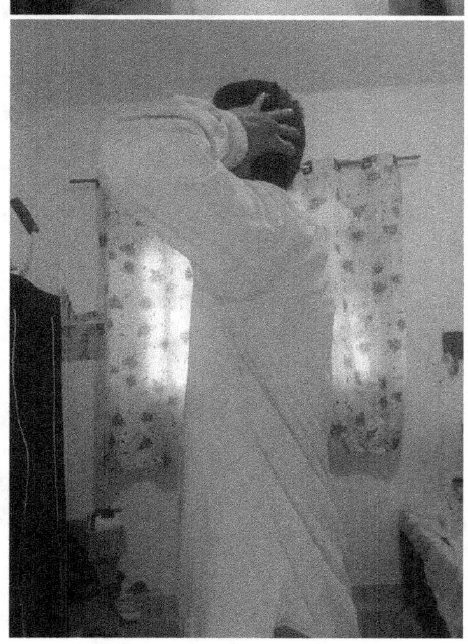

6.Sinusite ou rinite.

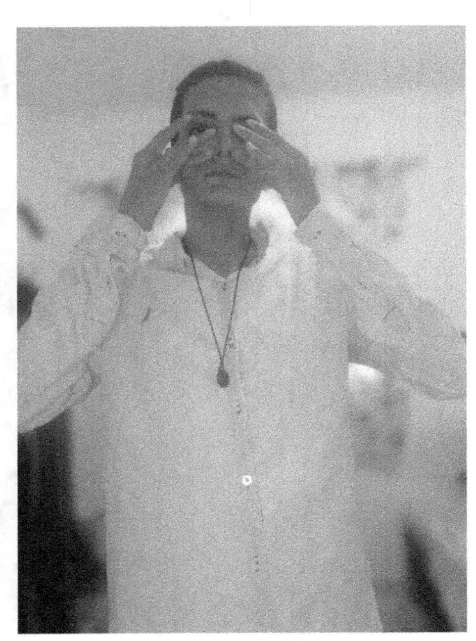

MTC

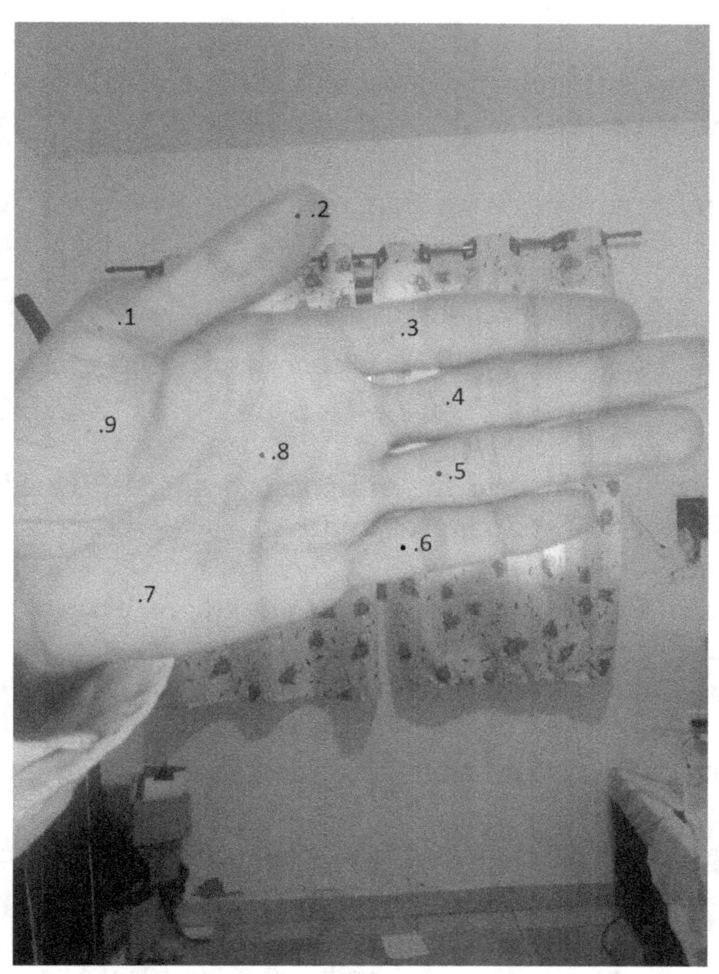

1. Base do polegar
Pode resolver problemas como tosse, dificuldade respiratória e também melhorar a função da tireoide.

2. Polegar
Este ponto pode regular a depressão, a ansiedade e aliviar dores no baço e no estômago.

Além desses, também trata dores de cabeça, problemas de pele e estresse.

3. Dedo indicador
Pode ajudar se você estiver com problemas nos rins e na bexiga.

Se houver dificuldades em enfrentar o medo, ansiedade ou decepção, pode pressionar este ponto.

Além disso, você pode eliminar dores musculares e nas costas, azia e dor no dente.

4. Dedo do meio
Este ponto pode ajudar na regulação do fígado e da vesícula biliar.

Se você estiver se sentindo indeciso ou irritável, você pode melhorar o seu humor, pressionando este ponto.

Além disso, é muito útil para melhorar a circulação sanguínea e visão, e aliviar a enxaqueca e dor de cólicas menstruais.

5. Dedo anelar
Você pode estimular a função do seu pulmão e cólon,

pressionando este ponto.

Outra benefício é que esta técnica ajuda nos ajuda a relevar ambientes negativos.

Se estiver com problemas digestivos, tem dificuldade para respirar ou alguma doença de pele, pode pressionar este ponto.

6. Dedo mindinho

Este ponto ajuda a regular o intestino delgado e o coração.

Além disso, pode ajudar com problemas cardíacos, inchaço, dor na garganta e problemas nos ossos.

Pressionar o dedo mindinho alivia preocupação, insegurança e ansiedade.

7. Parte inferior da palma da mão
Este ponto pode ajudar a regular os níveis de açúcar no sangue.

8. Centro da palma
Pressionar este ponto vai ajudar você a reduzir o estress digestivo ou dor abdominal.

9. Parte carnuda da palma
Este ponto é responsável pela função endócrina e coração.

Ele vai equilibrar os hormônios e ajudar na regulação de problemas cardíacos.

ABOUT THE AUTHOR

Danilo Pereira

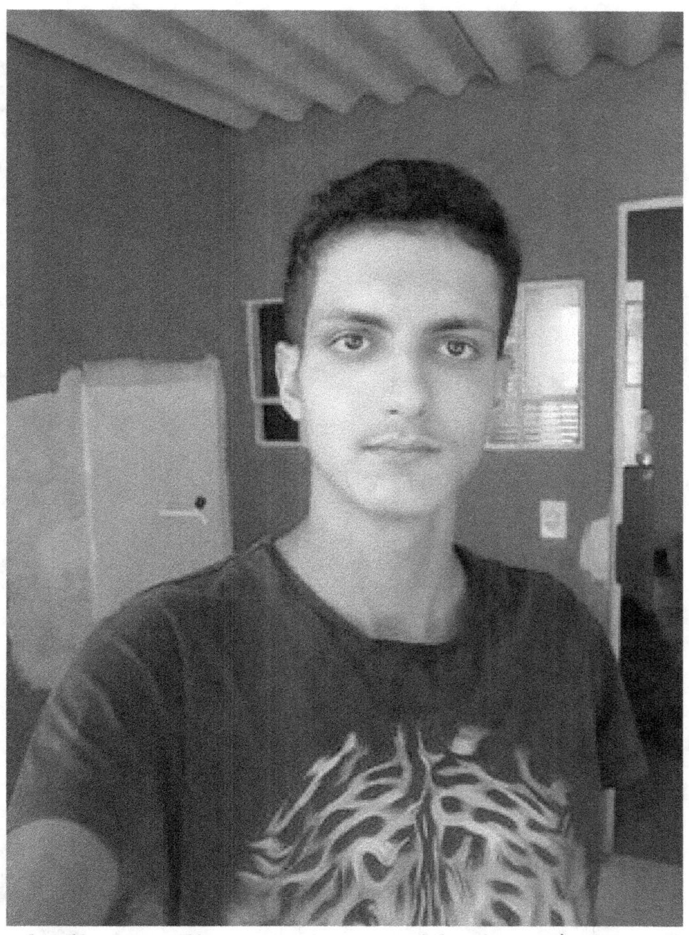

Sou autor de diversos livros, como A Vida dos Místicos no Tempo
do Caça as Bruxas, Rezas Antigas, Hacker Ethical etc.
Confira meus livros na amazon: https://www.amazon.com.br/
stores/Danilo-Pereira/author/B0DJRF1TH4?
ref=ap_rdr&isDramIntegrated=true&shoppingPortalEnabled=tru
e

PÓS-TEXTUAL

Muito obrigado por ter lido meu livro, te desejo sorte e juizo ao usar essas técnicas, use sempre de maneira ética e não manipulativa.